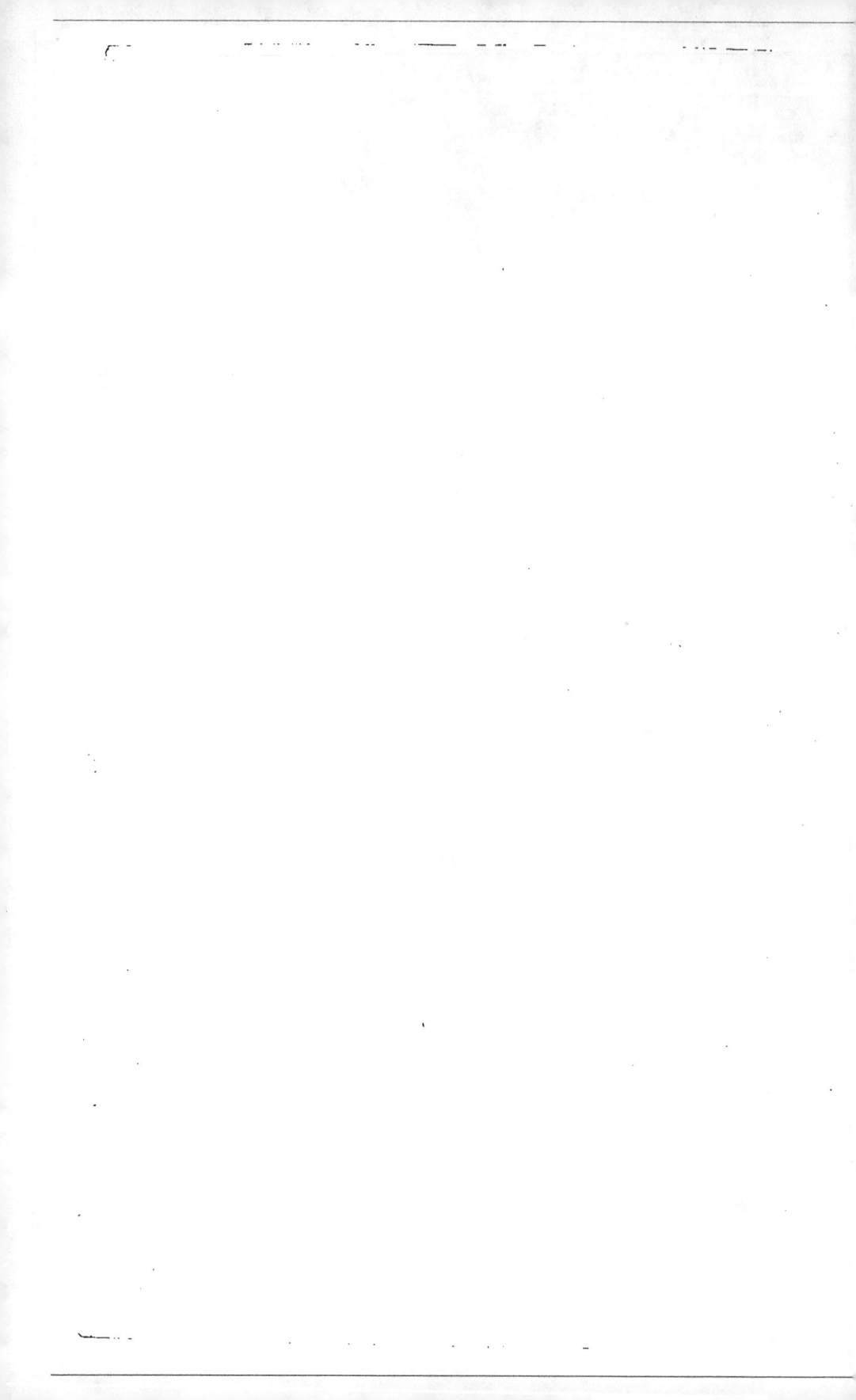

RÉPUBLIQUE FRANÇAISE

Ville de Paris.

PRÉFECTURE DE POLICE

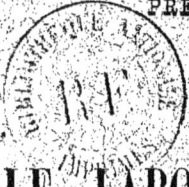

LE LABORATOIRE MUNICIPAL

DE PARIS

SON ORGANISATION — SON FONCTIONNEMENT — SES OPÉRATIONS

MELUN

IMPRIMERIE ADMINISTRATIVE

1915

PRÉFECTURE DE POLICE

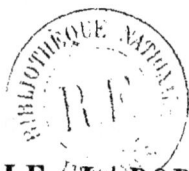

———▸•◂———

LE LABORATOIRE MUNICIPAL

DE PARIS

1915

RÉPUBLIQUE FRANÇAISE

▶◀

Ville de Paris.

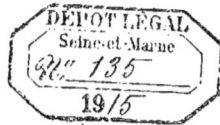

PRÉFECTURE DE POLICE

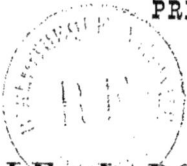

LE LABORATOIRE MUNICIPAL

DE PARIS

SON ORGANISATION — SON FONCTIONNEMENT — SES OPÉRATIONS

MELUN

IMPRIMERIE ADMINISTRATIVE

1915

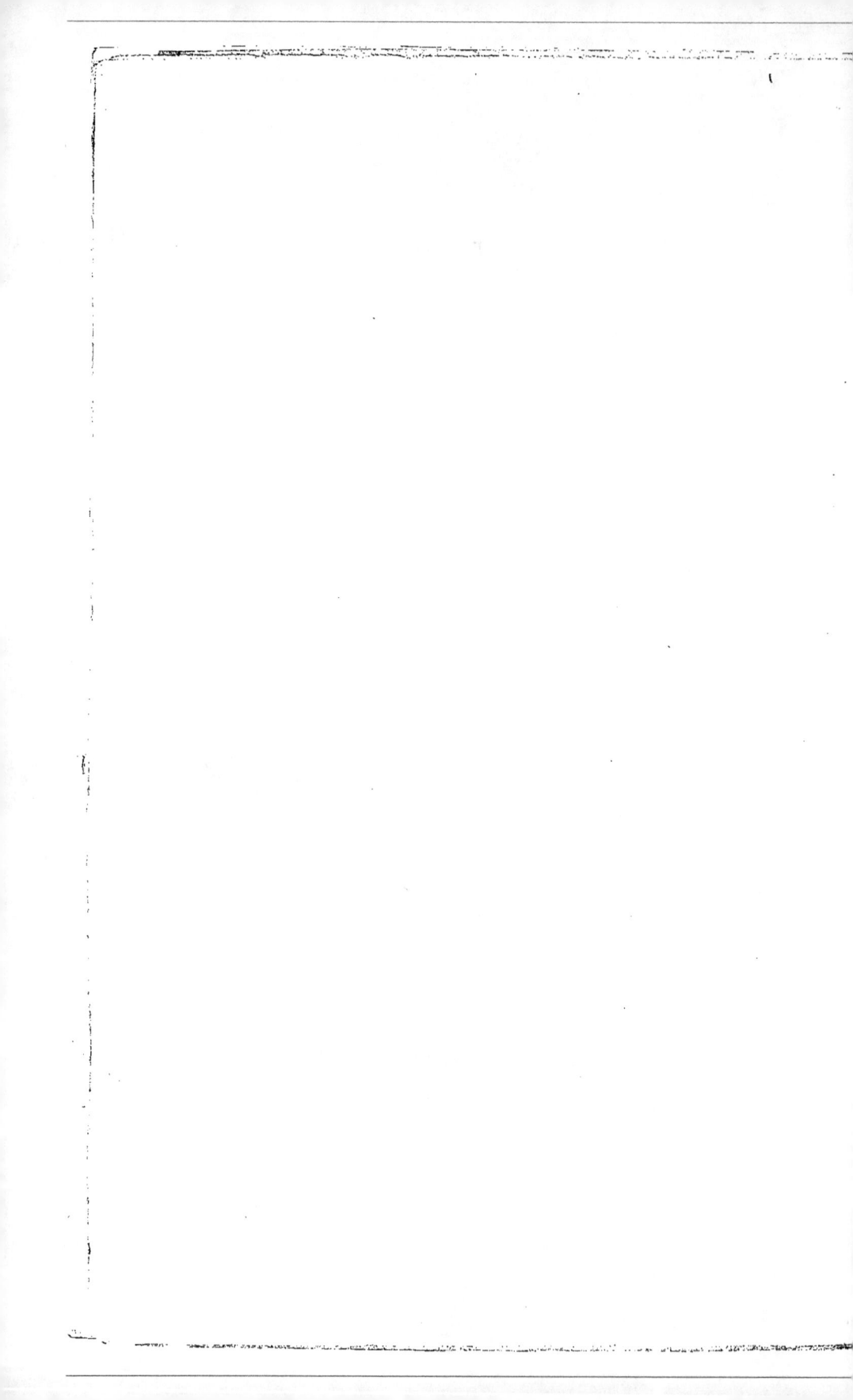

LABORATOIRE MUNICIPAL

DE PARIS

HISTORIQUE

Le Laboratoire municipal de Paris a été fondé par le Conseil municipal en 1878, époque à laquelle le phylloxera ayant dévasté les vignobles français, la falsification des vins avait pris un développement inouï et, comme sa création avait pour but la protection de la santé publique par la surveillance des denrées alimentaires, fonction dévolue au Préfet de police, c'est à la Préfecture de police qu'il fut rattaché dès son origine.

Jusqu'en 1878, l'administration préfectorale ne pouvait exercer le contrôle des vins livrés à la consommation que par l'intermédiaire d'experts-gourmets auxquels une longue pratique de la dégustation permettait de reconnaître les fraudes grossières qu'un vin avait pu subir. Mais, en présence de l'ingéniosité des fraudeurs, la dégustation s'avouait absolument insuffisante et des méthodes plus précises que l'appréciation par le goût devenaient nécessaires pour dépister des fraudes subtiles qui auraient fini par compromettre la vieille réputation d'honnêteté du commerce français ainsi que la santé publique. C'est pourquoi le Conseil municipal, dans une première délibération, demandait au Préfet de police d'adjoindre au service de dégustation un bureau d'essais où chaque acquéreur pourrait, moyennant une faible rétribution, trouver la certitude que son vin n'était pas coloré artificiellement.

Mais, d'une part, le vin n'était pas la seule denrée alimentaire susceptible d'être fraudée et, d'autre part, s'il était intéressant pour les commerçants de pouvoir se renseigner sur la pureté des produits qui leur étaient livrés par le producteur, il était encore plus utile pour les consommateurs de pouvoir se rendre compte de la qualité des produits qui leur étaient vendus. Aussi le Conseil municipal, un peu plus tard, compléta sa première délibération par une seconde dans laquelle il invitait le Préfet de police à étudier la création d'un Laboratoire municipal de chimie.

Ce vœu reçut satisfaction et M. Voisin, Préfet de police, prit un arrêté aux termes duquel était institué le Laboratoire municipal de Paris où les commerçants pouvaient faire analyser les denrées alimentaires et les boissons, moyennant un tarif dressé par l'administration et approuvé par le Conseil municipal, et dont l'organisation et la direction étaient confiées à M. Ch. Girard.

Les attributions de ce Laboratoire furent définitivement fixées en 1881 (10 février) par un arrêté de M. Andrieux, Préfet de police, arrêté qui est encore la base du fonctionnement actuel et dont la partie essentielle était ainsi conçue :

« A dater du 1ᵉʳ mars 1881, le Laboratoire municipal de
« chimie près la Préfecture de police sera ouvert au public qui
« pourra, aux conditions déterminées ci-après, y *faire analyser*
« *les boissons et denrées alimentaires de toute espèce et tous objets*
« *quelconques pouvant, par leur usage, intéresser la santé publique.*

« Les analyses pourront être qualitatives ou quantitatives.

« Les analyses qualitatives, c'est-à-dire déterminant simplement
« la qualité de la substance analysée, seront gratuites.

« Les analyses quantitatives, c'est-à-dire portant sur les élé-
« ments composant la substance analysée, seront faites d'après
« un tarif fixe, déterminé. »

C'est à dater de cet arrêté que le Laboratoire municipal prit un essor considérable autant que rapide et qu'il vit s'accroître successivement ses attributions, à la suite de diverses délibérations du Conseil municipal et grâce à l'intérêt que lui ont constamment porté les divers Préfets de police qui se sont succédé.

Depuis son origine jusqu'en 1905, le dépistage des fraudes alimentaires absorba une grande partie de l'activité du Laboratoire municipal qui, dans le domaine scientifique, créa un grand nombre de méthodes chimiques permettant de caractériser les diverses fraudes nouvelles, à mesure qu'elles apparaissaient et qui, dans le domaine administratif, organisa le service d'inspection et de pré-lèvement des denrées dans le département de la Seine.

Des inspecteurs, dépendant directement de ce service, se rendaient dans les divers quartiers de Paris et dans les communes de la banlieue pour prélever sur les diverses denrées alimentaires des échantillons qu'ils apportaient au Laboratoire, où ils étaient analysés par les chimistes ; les résultats des analyses étaient transmis, s'il y avait lieu, au Parquet pour telles suites que de droit.

Outre ses attributions répressives, le Laboratoire effectuait également l'analyse des échantillons envoyés par les Administrations dépendant de la Ville de Paris ou déposés par le public.

La loi du 1er août 1905 ayant fait de la répression des fraudes un service d'État, le rôle de conseil technique des administrations de la Ville et du public devint prépondérant pour le Laboratoire.

Déchargé de la lourde mission de rechercher la fraude, qu'aux termes de la loi nouvelle il devait se contenter de constater sur les échantillons qui lui étaient soumis, le Laboratoire municipal put développer ses fonctions d'agent de prévention de la fraude, de conseil technique de la Préfecture de police et des services de la Ville de Paris et du département de la Seine, ainsi que celles de conseil du public pour toutes les questions d'ordre chimique susceptibles d'intéresser la santé publique.

Dans son état actuel, par les conseils qu'il donne gratuitement au public, le Laboratoire fournit aux consommateurs le moyen de se mettre en garde contre la fraude et aux débitants celui de s'assurer de la loyauté des marchandises qu'ils destinent à la vente.

Il permet aussi aux commerçants scrupuleux de se mettre en règle avec la loi et, de cette façon, facilite l'action du service de la répression des fraudes, dont il est l'auxiliaire immédiat, en effectuant à son profit l'analyse des produits qui ont été saisis dans le département de la Seine, conformément aux dispositions de la loi du 1er août 1905, par les soins des agents de prélèvement.

Le Laboratoire municipal est enfin l'organisme chargé de renseigner, au point de vue technique, les Administrations de la Ville et du département de la Seine et de contrôler l'exécution des prescriptions préfectorales relatives aux questions d'ordre chimique, physique ou bactériologique intéressant l'hygiène, la santé et la sécurité publiques.

A l'heure actuelle, la moyenne des analyses, avis ou consultations qui sont demandés au Laboratoire municipal s'élève annuellement à 20 ou 30.000 environ.

Le fondateur et premier directeur du Laboratoire municipal, M. Ch. Girard a exercé ses fonctions jusqu'en 1911, époque à laquelle il a fait valoir ses droits à la retraite et a été remplacé par M. Kling, docteur ès sciences physiques.

ATTRIBUTIONS DU LABORATOIRE MUNICIPAL

Pour la Préfecture de police, le Laboratoire municipal est à la fois un conseil technique et un organisme de contrôle.

Comme conseil, il est appelé à donner ses avis, soit à propos des prescriptions d'ordre technique à introduire dans les ordonnances de police, soit à l'occasion des modifications ou créations de matériels spéciaux demandés par les Services de la Préfecture de police, ainsi que pour l'analyse des fournitures faites à ces Services.

Il effectue également les études expérimentales propres à renseigner le Conseil d'hygiène du département de la Seine sur les questions qui lui sont posées (poussières du Métropolitain, conditions de fonctionnement des fosses septiques, conditions de stabilité du celluloïd, etc.).

Il intervient aussi d'urgence, à l'occasion d'accidents tels qu'explosions, incendies d'usines ou de dépôts de produits chimiques ou dangereux, pour indiquer les précautions à prendre afin de protéger gens et choses.

Il est enfin chargé des reconnaissance, enlèvement, analyse et destruction des engins explosifs déposés sur la voie publique ou chez des particuliers et, pour cette fonction, son rôle de conseil se double de celui d'un agent d'exécution.

Mais c'est surtout comme organisme de contrôle que ses attributions sont étendues. Ce contrôle porte sur l'exécution des prescriptions techniques contenues dans les ordonnances de police et, d'une façon générale, sur tout ce qui touche à l'hygiène publique :

Contrôle et surveillance des eaux potables consommées dans Paris et le département de la Seine ; contrôle de la composition du gaz d'éclairage de la Ville de Paris ; contrôle des fosses septiques fonctionnant dans le département de la Seine ; contrôle des filtres et de tous procédés d'épuration des eaux soumis à l'approbation du Conseil d'hygiène ; contrôle de la composition des étains, étamages, poteries étamées et vernissées contenant des aliments, des jouets d'enfants ; contrôle des produits livrés aux divers services ou aux institutions qui dépendent de la Préfecture de police. (Maisons départementales, prisons, asiles. etc.).

Parmi les contrôles qu'il a à effectuer, il en est deux d'une importance particulière ; ce sont :

Le contrôle des produits alimentaires saisis par les agents du service de la répression des fraudes et celui des conditions techniques dans lesquelles est assurée la sécurité du public dans les théâtres, cafés-concerts. cinématographes et autres lieux analogues.

La loi du 1ᵉʳ août 1905 a confié à un service d'inspection distinct du service d'analyse le prélèvement d'échantillons sur les denrées alimentaires mises en vente.

Dans le département de la Seine, ce service dépend de la 2ᵉ division de la Préfecture de police et de la Direction de la Police judiciaire. Les inspecteurs de ce service, agréés par le Ministère de l'Agriculture, effectuent chaque prélèvement en quatre échantillons, dont l'un est envoyé, aux fins d'analyse, à un laboratoire agréé par le Ministre de l'Agriculture, en l'espèce le Laboratoire municipal pour le département de la Seine (1).

Les échantillons parviennent au Laboratoire municipal pourvus d'une étiquette portant seulement un numéro d'ordre et l'indication de la nature du produit et, conformément aux dispositions de la loi, en aucun cas, il n'y est fait mention du nom du détenteur du produit saisi.

Le Laboratoire effectue l'analyse de ces échantillons, puis en retourne les résultats au service des prélèvements, lequel les transmet au Parquet, dans le cas où il estime qu'il y a lieu à des poursuites.

Le nombre d'analyses de ce genre, effectuées par le Laboratoire municipal pour les prélèvements pratiqués dans Paris et le département de la Seine, s'élevant à 6 ou 8.000 annuellement, un service spécial leur a été consacré, ainsi qu'on le verra plus loin.

(1) En raison du nombre considérable d'échantillons prélevés annuellement dans le département de la Seine, tous les prélèvements ne sont pas analysés au Laboratoire municipal. une partie l'est par les soins du Laboratoire central de la répression des fraudes.

RAPPORTS AVEC LES ADMINISTRATIONS
DE LA VILLE DE PARIS
ET DU DÉPARTEMENT DE LA SEINE

Le Laboratoire municipal est chargé d'analyser et de contrôler les denrées alimentaires et autres produits fournis aux diverses Administrations de Paris et du département de la Seine (1) : Octroi, Matériel, Désinfection, Assistance publique, Asiles, Services d'Architecture, Crèches, Écoles (houilles, eaux, gaz, etc. etc.) L'analyse des produits retenus par les Octrois de Paris et de la banlieue en vue des droits contestés et l'appréciation des catégories dans lesquelles ces produits doivent être classés en vue de leur taxation constituent l'une des fonctions importantes du Laboratoire et particulièrement utile aux finances de la Ville de Paris.

En outre, grâce aux prélèvements de lait qu'il fait exécuter régulièrement dans toutes les crèches du département de la Seine, il contribue très efficacement à la protection sanitaire de l'enfance.

RAPPORTS AVEC LE PUBLIC

Depuis sa fondation, le Laboratoire municipal, créé pour le public, a toujours évolué de façon à rendre à ce dernier le plus de services possible : c'est ce qui explique pourquoi, à l'heure actuelle, malgré la multiplicité des fonctions dont il est nécessairement chargé, sa fonction de conseil technique du public est celle qui utilise la plus grosse part de son activité.

Ainsi qu'il a été dit plus haut, le Laboratoire municipal est ouvert au public en vertu de l'arrêté du 10 février 1881, qui l'autorise à y faire effectuer l'analyse à titre gratuit ou à titre onéreux « *des boissons et des denrées alimentaires de toute espèce et de tous objets quelconques pouvant, par leur usage, intéresser la santé.* »

---

(1) Délibération du Conseil municipal du 31 décembre 1907.

ANALYSES GRATUITES

Produits déloyaux, non marchands ou suspects d'avoir provoqué
des empoisonnements

Les analyses gratuites sont réservées aux habitants de Paris et du département de la Seine ; elles sont exclusivement qualitatives, c'est-à-dire qu'elles renseignent seulement le public (consommateurs et commerçants) sur la qualité des boissons et denrées alimentaires de toute espèce et de tous objets quelconques pouvant par leur usage intéresser la santé.

Elles sont effectuées aussi complètement que les analyses payantes et nécessitent par conséquent le même délai d'exécution, c'est-à-dire de 8 à 12 jours, mais leurs conclusions se résument en une brève appréciation. Le bulletin (blanc) remis au déposant d'une analyse gratuite porte la signature du Directeur ou de son remplaçant et il est libellé de la façon suivante :

LABORATOIRE MUNICIPAL DE CHIMIE

Analyse qualitative n°.........................

Le Directeur du Laboratoire certifie que l'échantillon déposé sous le n°.............
par M...
est bon mauvais ou suspect (selon les résultats obtenus par l'analyse du produit).

Toute personne qui usera du présent bulletin pour nuire à la réputation d'autrui commettra le délit de diffamation.

Néanmoins, sur la demande des intéressés et si le Directeur le juge opportun, des renseignements complémentaires peuvent être donnés verbalement et sous forme officieuse, à la condition qu'ils ne comportent pas l'indication des valeurs numériques obtenues au cours des dosages nécessités par l'analyse.

Le service des analyses qualitatives n'a aucune tendance inqui-sitoriale ; *il est uniquement destiné à renseigner le déposant sur la qualité des substances qu'il fait analyser.* Aussi, le nom et l'adresse du vendeur d'une marchandise ne sont plus demandés aux personnes venant déposer au Laboratoire un échantillon en vue d'une analyse. Si cette dernière prouve la mauvaise qualité d'une marchandise, c'est au déposant seul qu'il appartient de porter plainte à son commissariat de police, le Laboratoire n'intervenant que pour donner à ce dernier, et sur sa demande, les conclusions détaillées de l'analyse.

Les examens des divers produits alimentaires (laits, vins, eaux, etc.) apportés le plus souvent par les consommateurs, les débitants et les syndicats de l'alimentation, au point de vue de la recherche des falsifications, ne sont pas les seuls qu'ait à effectuer le Laboratoire municipal sous forme d'analyses gratuites. Il est en effet chargé également d'examiner gratuitement pour le public les matières alimentaires et produits divers suspects d'avoir occasionné des indispositions et des empoisonnements (*Bulletin municipal officiel* du 22 décembre 1907). En cela, son rôle est nettement distinct de celui dévolu au Laboratoire de toxicologie dont la fonction n'est pas d'effectuer des analyses pour le public, auquel il n'est pas ouvert, mais d'exécuter des expertises toxicologiques demandées par le Parquet et, en tant que dépendance de la Faculté de médecine de Paris, d'organiser l'enseignement et les recherches en matière de toxicologie médico-légale.

Il y a lieu d'ajouter enfin que le Laboratoire municipal est également chargé d'analyser gratuitement le lait de femme et les urines déposées par les indigents.

ANALYSES PAYANTES

Dans certains cas il ne suffit pas à un commerçant, ni même à un consommateur, de savoir si un produit est marchand, mais il lui importe de connaître la composition de ce produit. C'est ainsi, par exemple, qu'un commerçant ayant acheté un produit sous telles conditions de composition spécifiées dans le marché, désirera, avant de prendre livraison de ce produit, savoir s'il est réellement conforme à ces conditions. En pareil cas, deux intérêts sont en jeu, l'intérêt collectif des consommateurs auxquels le produit est destiné et dont le Laboratoire municipal a le devoir de se préoccuper et l'intérêt particulier du commerçant auquel, en raison même de son caractère, le Laboratoire doit rester étranger.

C'est en vue de concilier ces exigences d'ordre différent qu'ont été créées les *analyses payantes* ou *quantitatives*. Ces analyses sont effectuées suivant un tarif (voir à la fin de cette notice), fixe, déterminé et approuvé par le Conseil municipal; les prix de ce tarif ont été établis en partant de ce principe que le Laboratoire municipal ne devait pas être une institution susceptible de faire concurrence aux laboratoires commerciaux, mais un laboratoire délivrant des résultats portant l'estampille officielle et, pour bien affirmer cette intention, sur les bulletins (roses) que délivre le Laboratoire aux déposants d'analyses payantes, il ne fait figurer que les résultats numériques obtenus dans les dosages que comporte l'analyse, sans les faire suivre d'aucune appréciation ou conclusion.

Modèle du bulletin rose délivré au déposant d'une analyse payante ou quantitative d'un vin :

LABORATOIRE MUNICIPAL DE CHIMIE

ANALYSE QUANTITATIVE N°................

Le Directeur du Laboratoire municipal certifie que l'échantillon déposé sous le n°........ par M......................... comme vin rouge contient :

    Densité à 15°.. ....
    Alcool °/₀ en volume...............................
    Alcool en poids (en grammes par litre).....................
    Extrait sec à 100° (en grammes par litre)..................
    Extrait dans le vide   —   —   ....•..
    Sucre réducteur   —   —   ....
    Sulfate de potasse   —   —   ....
    Acide tartrique total en bitartrate de potasse (en grammes p. litre)
    Cendres (en grammes par litre)............................
    Acidité totale en acide sulfurique (en grammes par litre).......
    Acidité volatile en acide sulfurique   —   —   ......
    Acide salicylique...
    Acide sulfureux..
    Acide borique...

Saccharine...

Couleur..

Polarimètre..

Dégustation..

Examen microscopique.....................................

Toute personne qui usera du présent bulletin pour nuire à la réputation d'autrui commettra le délit de diffamation.

———————

Il est une catégorie d'analyses payantes qui tiennent au Laboratoire municipal une place importante ; ce sont celles qui ont trait aux spécialités pharmaceutiques destinées aux pays étrangers.

A la suite de conventions spéciales passées entre la France et un certain nombre de gouvernements étrangers (Russie, République Argentine, etc...), le Laboratoire municipal de Paris a été chargé par le Ministre du Commerce de procéder à l'examen de toutes les spécialités pharmaceutiques destinées à l'importation dans les pays signataires de ces conventions et de vérifier la conformité de leur composition avec celle déposée à l'appui de la demande d'introduction de ces produits dans les pays étrangers.

Le nombre des analyses de ce genre effectuées par le Laboratoire s'accroît tous les ans, par suite du grand développement que prennent en France les industries pharmaceutiques ; mais, en même temps, s'accroissent aussi les difficultés que comportent les analyses de produits qui deviennent de plus en plus spéciaux en raison des progrès de la thérapeutique : c'est pourquoi, ainsi que nous le verrons plus loin, le Conseil municipal, par une délibération du 4 juillet 1913 a décidé d'autoriser le Directeur du Laboratoire à s'adjoindre le concours d'un physiologiste chargé de compléter par des déterminations physiologiques celles pour lesquelles les méthodes chimiques sont insuffisantes.

ESSAIS RAPIDES

En 1911, une importante innovation a été apportée au service des analyses pour le public.

Une analyse complète et détaillée est toujours longue et ne se prête pas, par cela même, aux exigences commerciales.

Un consommateur qui achète une denrée n'a pas toujours le temps d'attendre que l'analyse en soit terminée; en outre, sauf dans le cas où il habite dans le voisinage immédiat du Laboratoire municipal, il ne lui est pas pratique d'y apporter ses échantillons. Il importait donc de créer un service d'essais moins complets que les analyses ordinaires, mais suffisants néanmoins pour avertir le public en cas de fraude avérée et, en décentralisant l'action du Laboratoire, de la mettre plus à la portée du public dans les endroits utiles et aux heures les plus favorables. Aussi, sur la proposition du Directeur et après approbation de M. le Préfet de Police et du Conseil municipal, a-t-il été créé une nouvelle catégorie d'analyses dites « essais-rapides » qui portent sur quelques déterminations et dosages essentiels et permettent de formuler une appréciation sommaire, mais rapide, sur les produits auxquels ils sont appliqués ; cette appréciation, quoique sommaire, est très suffisante dans la majorité des cas.

Grâce à la simplification des procédés d'analyses, les délais demandés pour l'exécution des essais rapides peuvent être considérablement abrégés et réduits à quelques heures au maximum.

Il a en outre été décidé, qu'à titre d'essai, trois postes extérieurs au Laboratoire seraient créés dans les endroits où leur fonctionnement paraissait le plus nécessaire et que cette innovation serait ultérieurement généralisée par la création de nouveaux postes, si la tentative donnait des résultats intéressants.

A l'heure actuelle, les essais rapides s'effectuent déjà au Laboratoire municipal (Préfecture de police) en gare de Bercy, au marché Secrétan et boulevard de Grenelle, 90.

Le poste de Bercy est destiné à permettre aux négociants et aux consommateurs de faire examiner les vins qu'ils reçoivent des producteurs, avant d'en prendre livraison. Quant aux postes de Secrétan et de Grenelle, ils sont organisés en vue de permettre aux consommateurs et aux débitants de faire examiner leurs marchandises entre le moment où elles sont achetées et celui où elles sont revendues par le détaillant ou utilisées par le consommateur, c'est-à-dire qu'ils fonctionnent dans les seules conditions rationnelles propres à prévenir les conséquences de la fraude et à protéger la santé publique.

Il va sans dire que ces postes, pour répondre au but qu'ils se proposent, fonctionnent aux heures très matinales de la journée auxquelles se font les premières livraisons, de telle sorte qu'un crémier, par exemple, puisse, lorsqu'il le jugera opportun, faire analyser, avant de le mettre en vente, le lait qui lui a été livré la nuit par le garçon laitier ou les autres marchandises qu'il aura été acheter aux Halles.

Ces essais rapides sont, au même titre que les analyses complètes, gratuites ou payantes.

ESSAIS RAPIDES GRATUITS

Les essais rapides gratuits sont destinés à répondre, en un temps qui ne doit pas dépasser deux ou trois heures (pour les laits une heure au maximum) à des questions telles que celles-ci : Ce lait est-il mouillé ou écrémé? Ce vin paraît-il mouillé ou plâtré? etc.

Dans certains cas, lorsqu'à propos d'un essai-rapide il n'est pas posé de question précise, mais simplement demandé si le produit est bon ou mauvais, sans indication du genre de falsification ou d'altération à rechercher spécialement, il va sans dire que la réponse que fait le Laboratoire vise seulement les fraudes ou altérations courantes auxquelles s'appliquent surtout les méthodes des essais rapides. Il ne peut être question, en effet, dans un examen forcément sommaire, parce que rapide, d'atteindre des fraudes ou des altérations exceptionnelles, que déceleraient seulement les méthodes précises, mais longues et délicates, de l'analyse complète.

Les essais rapides n'étant pas des analyses complètes, leurs résultats ne sont jamais considérés comme définitifs et, pour cette raison, ne sont pas portés sur un bulletin officiel signé, mais donnés officieusement (verbalement, par téléphone ou exceptionnellement sur bulletin sans en-tête du Laboratoire et non signé) sous l'une des formes restrictives suivantes : l'échantillon déposé sous le n° X... paraît bon, mauvais ou suspect.

De cette façon, il ne peut être fait abus d'un renseignement provisoire, dans certaines intentions qu'il est facile de deviner.

Enfin tout essai rapide gratuit peut-être transformé en analyse complète gratuite ou payante, sur la demande du déposant, à la condition que la quantité du produit déposé au Laboratoire soit suffisante pour permettre d'effectuer l'essai et l'analyse.

Le déposant d'un essai rapide gratuit n'est tenu d'indiquer ni son nom ni son adresse.

ESSAIS PAYANTS

Les essais payants sont, à une analyse complète payante, ce que les essais rapides gratuits sont à une analyse complète gratuite.

Ils permettent à toute personne qui le désire d'obtenir officiellement des indications partielles touchant la composition d'un produit, par exemple la teneur alcoolique d'un vin ou d'un spiritueux, la richesse en beurre d'un lait, etc.

Les prix de ces essais, forme restreinte des analyses payantes, ont été fixés en prenant pour base les prix du tarif des analyses payantes et en les réduisant proportionnellement aux simplifications subies par les analyses. (Voir ce tarif à la fin de la notice.)

Les méthodes appliquées aux essais payants sont les mêmes que celles utilisées pour les analyses complètes et la précision des déterminations identique dans les deux cas.

Ces essais payants sont effectués soit au Laboratoire municipal soit dans les divers postes extérieurs et, pour chacun d'eux, il est délivré un bulletin officiel, signé du Directeur du Laboratoire ou de son représentant et mentionnant les résultats numériques obtenus pour les déterminations effectuées.

ANALYSES DES ÉCHANTILLONS
PROVENANT DES ACHATS

Les fonctions d'organisme de contrôle à la disposition du service de la répression des fraudes et du public, qu'exerce le Laboratoire municipal. l'obligent à une documentation constamment à jour, relative aux fraudes nouvelles et à la composition des divers produits naturels ou de marque.

Les produits naturels sont des composés complexes dont la composition n'est pas fixe mais varie, parfois entre des limites considérables, par suite de changements dans les conditions dans lesquelles ils ont pris naissance. C'est ainsi par exemple que la composition d'un vin ne sera pas la même s'il a été préparé avec des raisins cultivés dans des coteaux ensoleillés ou dans des plaines froides, que la richesse d'un lait varie notablement suivant que les vaches qui l'ont fourni ont consommé des aliments humides ou secs, etc.

Il est donc indispensable que journellement le Laboratoire procède à des analyses de produits purs de même provenance que ceux sur la qualité desquels il a à se prononcer et qui lui servent de termes de comparaison.

A cet effet, il effectue des achats de produits authentiques, les soumet à l'analyse et réunit ainsi les documents qui lui sont nécessaires à ses contrôles ou à ses recherches.

IMPORTANCE DE SES DIVERSES ATTRIBUTIONS

Ainsi qu'il a été dit plus haut, les analyses, consultations et expertises demandées au Laboratoire municipal s'élèvent annuellement à 20.000 ou 25.000.

Dans l'année 1913 par exemple, elles ont atteint en chiffres ronds 20.000 se répartissant de la façon suivante :

Demandées par la Préfecture de police et contrôles de marchandises vendues..............	3.800
— par les administrations de la Ville et du département de la Seine..............	2.800
— par le public.......................	6.000
— par la répression des fraudes...........	7.000
TOTAL.................	19.600

ORGANISATION DU LABORATOIRE MUNICIPAL

L'organisation du Laboratoire municipal établie par l'arrêté du 10 février 1881, était adaptée à la législation antérieure à 1905, qui attribuait aux maires (à Paris, au Préfet de police) la surveillance des denrées alimentaires mises en vente et la répression des fraudes constituant à la fois un organe d'information ou d'inspection et un organe de répression. Il possédait un double personnel placé sous l'autorité du même Directeur : celui des experts-inspecteurs qui prélevaient les échantillons suspects dans tout le ressort de la Préfecture de police et celui des chimistes qui exécutaient les analyses de ces échantillons. Mais lorsque survint la législation de 1905-1906, mettant à la charge de l'État la recherche et la répression des fraudes et prescrivant la séparation complète du service de l'expertise, le Laboratoire eut à modifier son organisation. Dès 1906, il abandonna son service d'inspection et devint exclusivement un organisme technique ce qui, ainsi qu'on l'a vu plus haut, lui permit d'accroître le nombre de ses attributions et de réaliser la réorganisation complète de ses services techniques accomplie en 1911-1912.

ORGANISATION ACTUELLE
DU LABORATOIRE MUNICIPAL

Le personnel du Laboratoire comprend actuellement :

PERSONNEL TECHNIQUE

Directeur	1
Chef des travaux analytiques	1
Sous-chef de laboratoire	1
Chimistes principaux	5
Chimistes contrôleurs	2
Chimistes analystes	23
Préparateur	1
Aides de laboratoire	16
Mécanicien	1
A reporter	51

PERSONNEL ADMINISTRATIF

PERSONNEL AUXILIAIRE

ATTRIBUTIONS PARTICULIÈRES
DE CES DIVERS FONCTIONNAIRES

Le Directeur est chargé de la direction scientifique et matérielle du Laboratoire, de ses rapports avec l'Administration et l'extérieur, ainsi que de toutes les questions d'ordre général intéressant le Laboratoire.

Il dirige personnellement les recherches spéciales, les contrôle et signe les bulletins d'analyse qui sortent du Laboratoire, ainsi que les pièces de comptabilité et d'administration.

Il est de droit président de la commission technique d'électricité dans les théâtres.

Il est aidé et suppléé, en cas d'absence, par *le chef des travaux analytiques* pour la partie administrative et scientifique du Laboratoire et par *le sous-chef administratif* pour la partie purement administrative. Le chef des travaux a autorité sur le personnel technique — sauf sur le service de contrôle et de recherches — et sur le personnel auxiliaire; le sous-chef administratif, sur le personnel administratif et les garçons de bureau.

PERSONNEL TECHNIQUE

Le chef des travaux analytiques est chargé de l'étude et du choix des méthodes à appliquer aux analyses demandées au

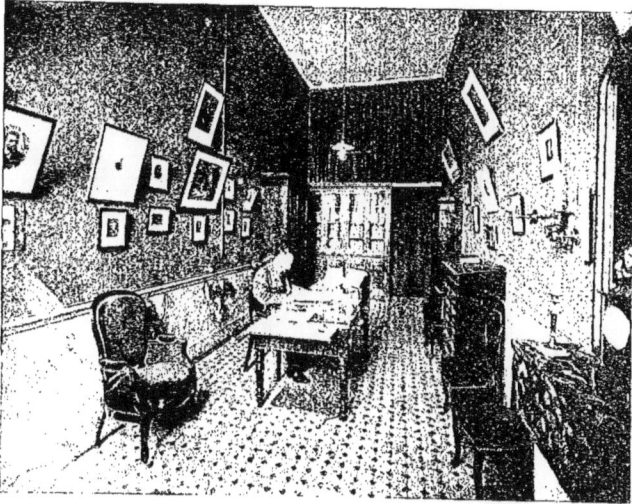

CABINET DU DIRECTEUR

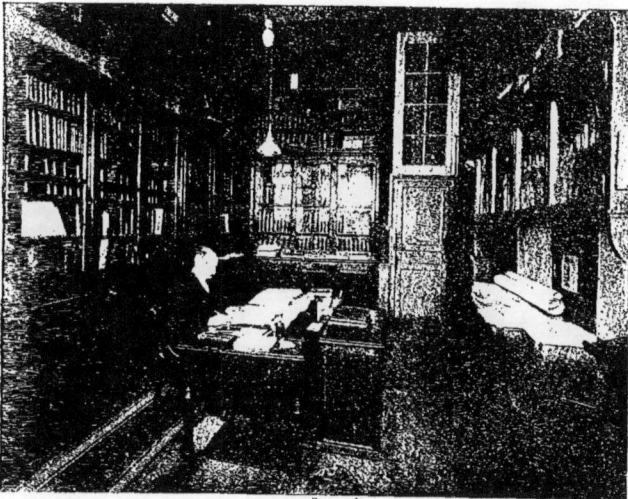

BUREAU DU CHEF DES TRAVAUX ANALYTIQUES ET BIBLIOTHÈQUE

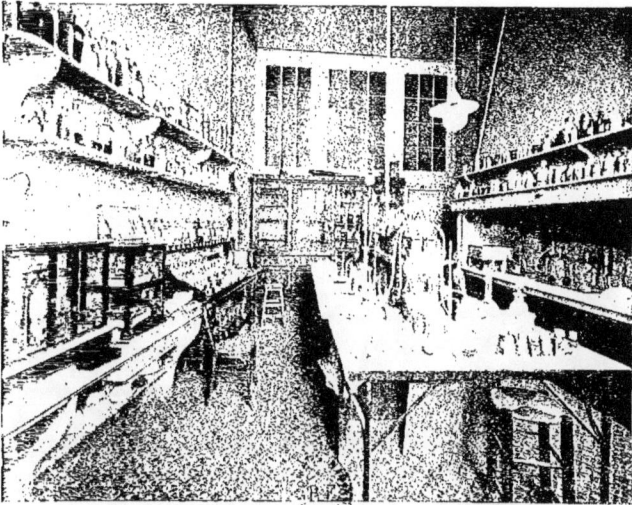

LABORATOIRE DU DIRECTEUR

Laboratoire et, *d'une manière générale, à tout ce qui a trait à la technique analytique.*

Il répartit les analyses entre les divers chimistes principaux, chefs de section, examine les résultats ainsi que les conclusions des analyses terminées qu'il soumet à l'approbation et à la signature du Directeur; il collabore avec ce dernier à la rédaction des rapports techniques demandés au Laboratoire.

Le sous-chef du laboratoire est chargé de la surveillance du personnel technique ainsi que de l'entretien du matériel technique. Il prépare les commandes aux fournisseurs et en vérifie l'exécution exacte.

Les chimistes principaux sont des chefs placés à la tête d'une salle ou d'une section dont ils dirigent le fonctionnement. Ils répartissent entre les chimistes et les aides de la section les analyses qu'ils ont reçues du chef des travaux analytiques, collationnent les résultats obtenus, formulent leurs conclusions et transmettent ensuite le tout au chef des travaux analytiques. Ils doivent, chacun dans leur spécialité, se tenir au courant des publications relatives aux spécialités, auxquelles leur service est affecté et relever les observations qu'ils peuvent faire au cours de l'exécution des analyses, relativement aux recherches intéressantes à effectuer et aux améliorations à apporter aux méthodes employées.

Les chimistes contrôleurs sont chargés de contrôler l'exactitude des résultats obtenus par les chimistes analystes, d'étudier et de comparer les diverses méthodes appliquées ou applicables à un même produit, d'apprécier la valeur des diverses méthodes proposées, de rechercher des méthodes nouvelles pour le cas d'insuffisance de celles déjà existantes et enfin d'effectuer les recherches utiles au bon fonctionnement des services d'exécution.

Ils sont assimilés aux chimistes principaux et placés directement et sans intermédiaire sous l'autorité du directeur.

Les chimistes analystes sont chargés de l'exécution matérielle des analyses, avec l'assistance des aides de Laboratoire qu'ils dirigent.

Ils signent les bulletins sur lesquels ils portent les résultats analytiques dont ils sont responsables.

Aides de Laboratoire. — L'exécution des analyses en séries qu'exécutent certaines sections du Laboratoire comportent des opérations simples qui s'effectuent suivant une technique invariable, pour lesquelles l'intervention d'un chimiste analyste n'est pas nécessaire et qui peuvent être confiées à des opérateurs adroits et consciencieux mais sans culture chimique complète.

Aussi, dans le but de permettre aux chimistes analystes d'utiliser avec le maximum de profit leurs qualités professionnelles et leurs connaissances techniques, il leur a été en 1912, adjoint des aides de Laboratoire, chargés d'effectuer sous leur contrôle les opérations nécessaires que comportent les analyses simples, le montage et l'entretien des appareils.

PERSONNEL ADMINISTRATIF

Le personnel administratif placé sous l'autorité du directeur ou de son remplaçant, est composé d'un sous-chef et d'expéditionnaires.

Le sous-chef administratif surveille et conduit le personnel administratif et de service. Il est chargé des rapports administratifs du Laboratoire avec le public et les diverses Administrations et Services de la Préfecture de police. Il tient la comptabilité générale du Laboratoire et surveille tout le matériel non technique du Laboratoire et de ses Annexes.

Quant aux employés, ils sont chargés, sous la surveillance du sous-chef, d'établir dans la forme administrative le travail exécuté par le personnel technique, d'enregistrer à l'entrée et à la sortie tous les échantillons destinés à l'analyse, d'établir et de transmettre aux intéressés les bulletins d'analyses gratuites ou payantes demandées par le public et, d'une façon générale, de préparer la correspondance avec le public, les divers Services de la Préfecture de police et les Administrations municipales, départementales et autres.

Le Sous-chef administratif est en outre chargé de la comptabilité, de la préparation des projets de budget, de la vérification et de l'entretien du matériel non technique du Laboratoire, ainsi que de la correspondance avec les fournisseurs au sujet des pièces comptables.

Il collationne et classe dans un bureau d'ordre toutes les pièces et dossiers relatifs au fonctionnement du Laboratoire.

SECTIONS

Ces divers fonctionnaires et employés sont répartis en cinq sections groupées autour de la direction.

Chacune de ces sections est installée dans une salle spéciale, a son autonomie et est placée sous la responsabilité du chimiste principal qui la dirige.

La Direction comprend le Directeur assisté : pour la partie exécutive, du Chef des travaux analytiques ; pour la partie administrative, du sous-chef administratif et, pour la partie technique, du personnel de son Laboratoire particulier.

Celui-ci comporte : un chimiste (chimiste aux explosifs), un préparateur et un aide de Laboratoire. C'est dans le laboratoire particulier du Directeur que viennent, en première étude, les questions nouvelles, avant leur passage dans les services et que sont traitées celles qui présentent un caractère confidentiel ou qui ne rentrent pas dans les attributions des diverses sections.

La Section des eaux effectue les analyses chimiques et bactériologiques des eaux d'alimentation, minérales, résiduaires, des glaces, etc. C'est à cette section que sont confiées les études relatives aux questions d'hygiène, les contrôles tels que ceux des fosses septiques, ainsi que les essais relatifs à la bactériologie.

La Section des matières alimentaires effectue les analyses des échantillons des matières alimentaires déposés par le public : vins, boissons hygiéniques, alcools, laits, matières grasses, farines, etc. Ces analyses sont exécutées à l'aide d'un ensemble de méthodes, nées pour la plupart au Laboratoire municipal même et dont le mode d'application et l'exactitude y ont été éprouvées depuis nombre d'années.

En général, les analyses y sont effectuées en séries, ce qui permet d'en augmenter la rapidité d'exécution.

La Section des divers effectue les analyses spéciales qui ne peuvent s'effectuer en série, et plus particulièrement, les analyses minérales, celles des conserves alimentaires, des matières colo—

rantes, des produits pharmaceutiques destinés à l'exportation, des liquides physiologiques, ainsi que l'examen des produits suspects d'avoir rendu malade.

A la salle principale, où travaille cette section, sont rattachées un certain nombre de salles spéciales : salle d'électrolyse, salle de spectroscopie, salle d'analyse des gaz, salle d'analyses organiques, salle de photométrie, salle d'essais physiques, salle de micro-photographie, salle d'essais physiologiques, où s'effectuent les opérations nécessitées par les analyses spéciales que les chimistes de cette section ont à exécuter.

La Section des analyses pour la répression des fraudes effectue, à l'aide des méthodes officielles, les analyses des échantillons envoyés par le Service de la répression des fraudes. Dans cette section, les analyses sont exécutées à l'aide des méthodes imposées et d'appareils qui ne sont pas toujours ceux employés dans la salle des matières alimentaires ; en outre, elle doit être ouverte à l'inspection du Service de la répression des fraudes ; aussi cette section est-elle indépendante des autres.

Section de contrôle et de recherches. — Un laboratoire comme le Laboratoire municipal, qui effectue annuellement un nombre considérable d'analyses parmi lesquelles celles des matières alimentaires tiennent une place importante, doit se mettre en garde contre deux causes d'erreurs qu'il est exposé à commettre : les erreurs expérimentales et les erreurs systématiques.

Les erreurs expérimentales, ou personnelles, résultent de ce qu'un expérimentateur n'est pas infaillible et qu'il peut être victime de l'infidélité d'un appareil ou d'un réactif accidentellement faussé ou même d'une défaillance personnelle. Les risques d'erreurs de ce genre sont réduits autant que possible au Laboratoire municipal, par suite de l'organisation même de ses services d'exécution et par l'emploi de certaines formules empiriques que 35 ans de pratique ont permis d'établir entre les valeurs des divers éléments des produits naturels ; ces relations permettent le plus souvent de se rendre compte si tel nombre trouvé dans le dosage d'un élément déterminé est ou non d'un ordre de grandeur compatible avec celui des valeurs trouvées pour les autres éléments.

Néanmoins, malgré ces précautions, l'erreur expérimentale est

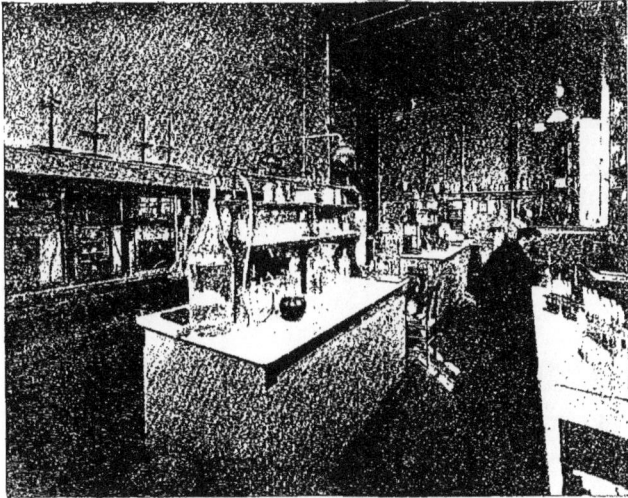

SECTION DES EAUX

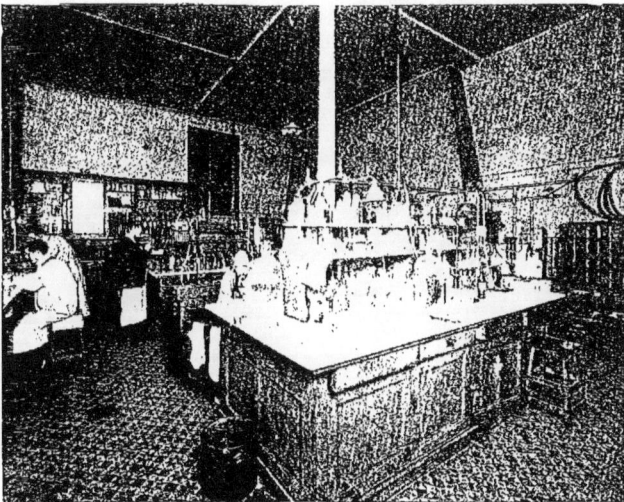

SECTION DES MATIÈRES ALIMENTAIRES

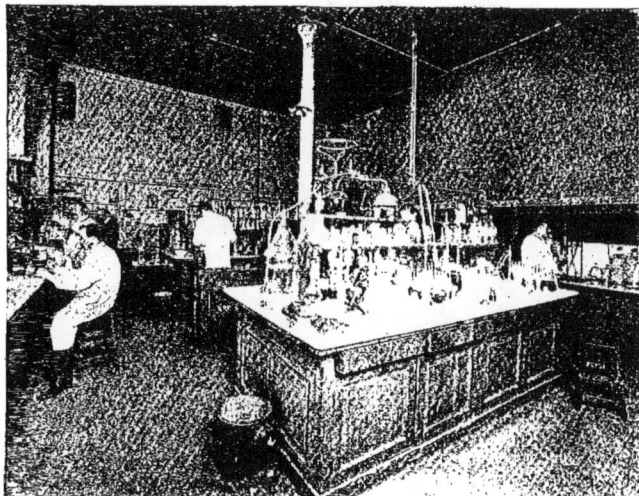

SECTION DES DIVERS

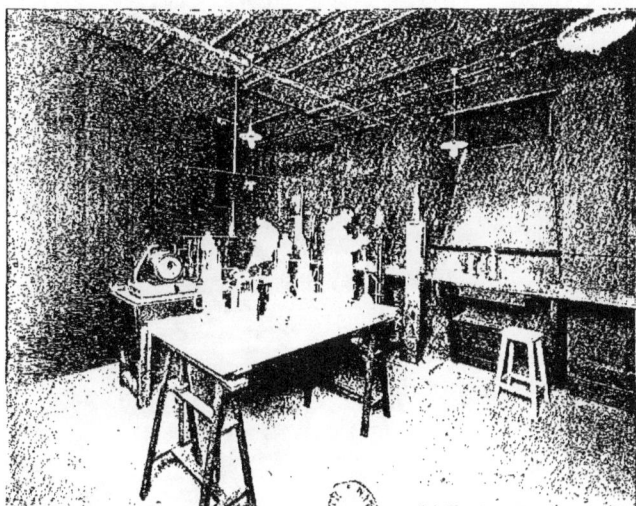

ANALYSE DES GAZ

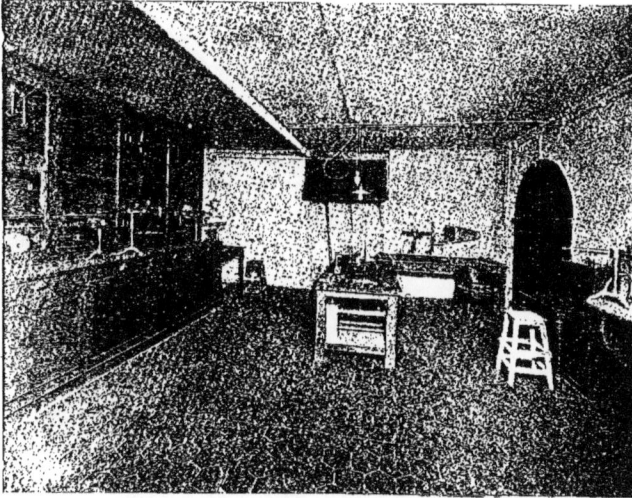

SALLE DE PHYSIQUE

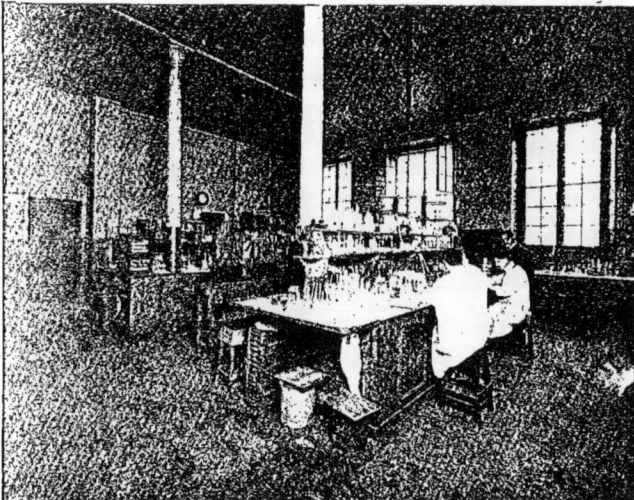

SECTION DES ANALYSES POUR LA RÉPRESSION DES FRAUDES

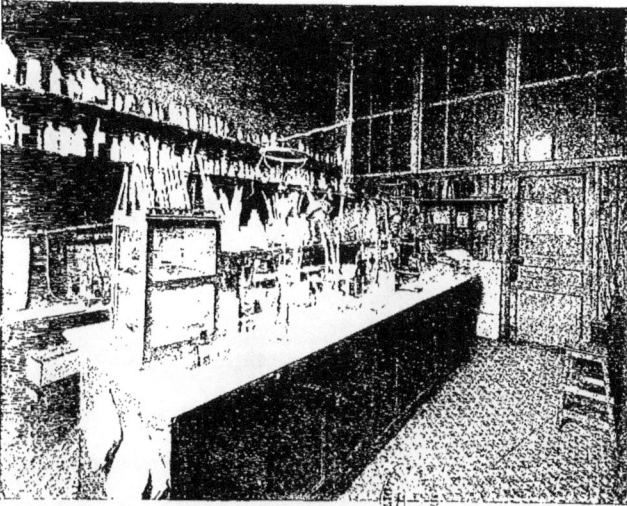

SECTION DE CONTRÔLE ET DE RECHERCHES

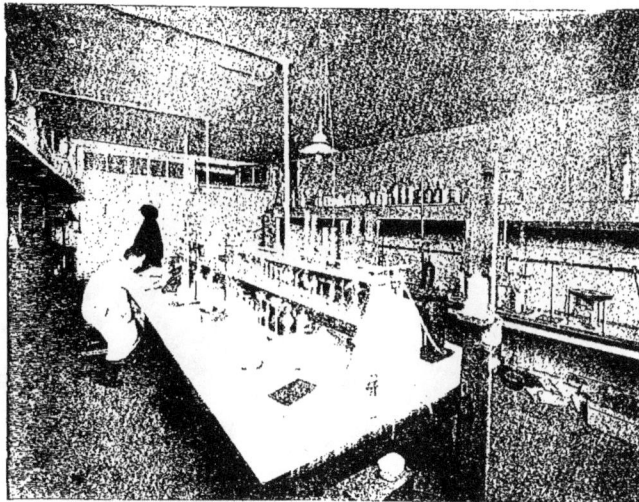

SALLE D'ÉLECTROLYSE ET D'ANALYSES SPÉCIALES

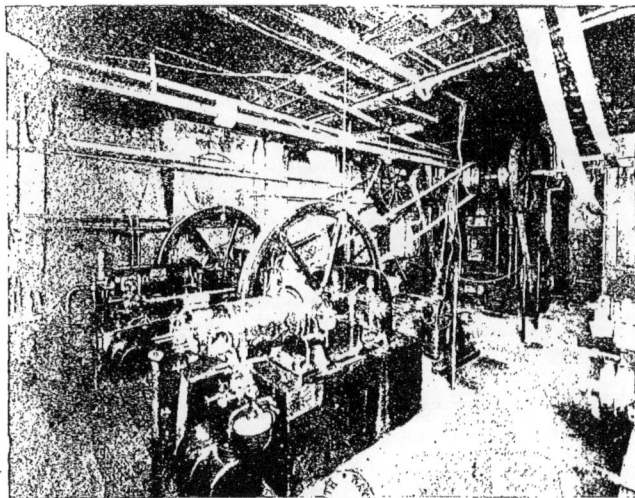

SALLE DES MACHINES

toujours possible dans un laboratoire et d'autant plus que l'activité y est plus intense.

Les erreurs systématiques ou de méthode proviennent de ce qu'une méthode, considérée en général comme exacte, se trouve en défaut pour tel cas particulier. Ces cas particuliers peuvent se produire fortuitement ou être réalisés intentionnellement par ceux qui sont intéressés à mettre la méthode en défaut. C'est ainsi que, dans la lutte contre la fraude et son dépistage, apparaissent successivement des méthodes analytiques adaptées à la recherche des fraudes réalisées dans les conditions habituelles et de nouveaux cas de fraude pour lesquels ces procédés sont insuffisants.

C'est en vue de remédier à ces risques d'erreurs possibles qu'en 1912, sur la demande du Directeur du Laboratoire, a été créée la Section de contrôle et de recherches.

Comme il a été dit plus haut, cette section est placée directement sous l'autorité du Directeur.

Tout échantillon entrant au Laboratoire fait l'objet d'un prélèvement partiel affecté d'un numéro différent de celui attribué à l'échantillon principal et mis en réserve pour le contrôle.

Les chimistes contrôleurs prélèvent chaque jour, soit au hasard, soit sur l'indication du Directeur, un certain nombre de ces échantillons partiels correspondant aux échantillons principaux dont les analyses sont terminées et analysent ces échantillons de contrôle *par les méthodes différentes de celles employées dans les services d'exécution*.

En cas de discordance entre les deux résultats obtenus, ce qui reste de l'échantillon partiel est rendu pour nouvelle détermination au chimiste ayant effectué la première analyse. Grâce à la non concordance entre les numéros des échantillons principaux et partiels, les chimistes contrôleurs ignorent les résultats obtenus par les services d'exécution et le chimiste qui renouvelle une détermination suspecte ne sait pas à quel échantillon principal par lui analysé, correspond l'échantillon partiel qu'il refait.

De cette façon, le contrôle atteint simultanément les erreurs expérimentales et les erreurs systématiques.

La section de contrôle et de recherches étudie également toutes les questions d'analyses ou de recherches propres à intéresser le Laboratoire.

SERVICES SPÉCIAUX

Service des explosifs. — Ce service destiné, ainsi qu'on l'a vu plus haut, à procéder aux reconnaissance, enlèvement et destruction des engins ou explosifs déposés sur la voie publique ou chez les particuliers est également chargé de prêter son concours aux divers services de la Préfecture de police dans les cas urgents : explosions, incendies spéciaux, etc.

Il fonctionne jour et nuit. La permanence en est assurée par un chimiste de garde et par un garçon qui couche à la Préfecture de police ; les gardes se prennent par roulement établi entre les fonctionnaires spécialement affectés au service, après justification d'aptitudes spéciales.

Dès que le garçon de garde est averti par le Cabinet du Préfet de la nécessité du concours du Laboratoire, il en avise téléphoniquement le Directeur du Laboratoire et le chimiste de garde.

Les engins et explosifs sont enlevés par une voiture automobile affectée à cet usage et transportés dans les baraquements construits sur les terrains des fortifications et aménagés en vue de l'ouverture et de la destruction ultérieure de ces engins.

Service des essais physiologiques. — Ainsi que cela a été expliqué plus haut, l'examen des aliments déposés par le public comme suspects d'avoir rendu quelqu'un malade, ainsi que le contrôle des spécialités pharmaceutiques destinées à l'étranger, comptent de nombreux cas pour lesquels les procédés de l'analyse chimique sont tout à fait insuffisants et pour lesquels il est nécessaire de guider ou de compléter cette analyse chimique par des essais physiologiques.

C'est la raison pour laquelle le Conseil municipal, dans sa délibération du 4 juillet 1913, formula le désir que le Directeur du Laboratoire municipal fût autorisé à s'adjoindre le concours d'un physiologiste auquel, lorsqu'il le juge utile, il soumet les cas pour lesquels la collaboration de la chimie et de la physiologie lui paraissent nécessaires.

Service de dégustation. — Il arrive fréquemment que la composition chimique d'un produit alimentaire soit normale et que

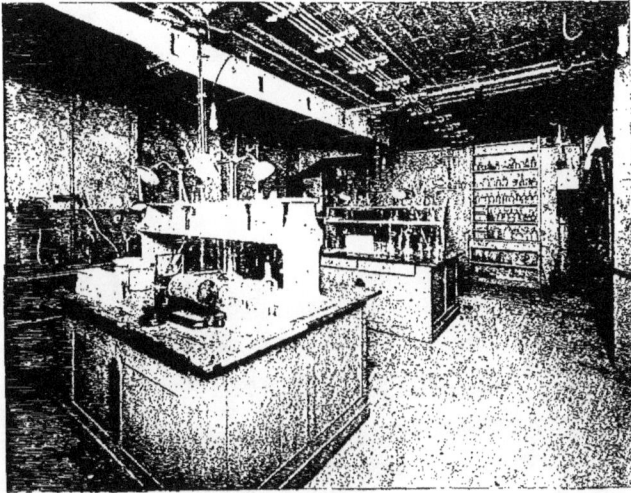

SALLE DE PHYSIOLOGIE

néanmoins ses propriétés organoleptiques ne le soient pas. Nous citerons comme exemple, pris entre beaucoup d'autres, celui des spiritueux. On peut de toutes pièces constituer des liquides alcooliques possédant le degré alcoolique, l'extrait, les teneurs en éther, aldéhydes, furfurol, alcools supérieurs du cognac, mais qui ne possèdent ni le goût ni l'arome de ce dernier produit et qui par conséquent ne peuvent être vendus sous son nom. En pareil cas, et en beaucoup d'autres analogues, il est indispensable que l'analyse chimique soit complétée par un examen organoleptique, en l'espèce, une dégustation. Celle-ci ne peut être pratiquée que par des spécialistes ayant chacun leur compétence particulière, et qui fournissent un résultat de dégustation, lequel doit figurer parmi les résultats de l'analyse *au même titre que ceux des dosages*.

Pour s'assurer le concours de semblables spécialistes, le Ministère de l'Agriculture s'est adressé aux divers syndicats de l'alimentation, lesquels désignent des représentants qui, agréés par le Ministère de l'Agriculture, constituent les dégustateurs du service de la répression des fraudes.

C'est à ces experts que le Laboratoire municipal fait fréquemment appel pour les dégustations, non seulement lorsqu'il s'agit de prélèvements provenant de la répression des fraudes, mais aussi de ceux apportés par le public pour analyses gratuites ou payantes.

Cette innovation a été fort appréciée par le commerce dont elle garantit les intérêts contre des appréciations parfois trop exclusives tirées de l'interprétation des seuls résultats chimiques.

SERVICE DE LA COMMISSION TECHNIQUE
D'ÉLECTRICITÉ DANS LES THÉATRES

Bien que la Commission technique ne soit pas à proprement parler un service du Laboratoire municipal, elle collabore si étroitement avec celui-ci qu'il est indispensable d'en dire un mot à propos des services spéciaux du Laboratoire.

Cette Commission composée du Directeur du Laboratoire municipal, président, du colonel du régiment des sapeurs-pompiers et de deux techniciens, dont un ingénieur électricien, est convoquée par son président chaque fois que la Préfecture de police l'y invite et se rend dans les divers théâtres, concerts, cinématographes, où elle vérifie l'exécution des prescriptions techniques de l'ordonnance de police du 1er septembre 1898 et procède aux mesures électriques destinées à le renseigner sur l'état d'isolement des canalisations électriques. Les rapports que signe le Président de cette Commission et où il mentionne les résultats de ces vérifications, ainsi que ceux des vérifications d'ignifugeage qu'il fait pratiquer par les soins de ses services, sont transmis au Cabinet du Préfet (bureau des théâtres), qui ordonne l'exécution des prescriptions déclarées utiles par la commission.

FONCTIONNEMENT DES SERVICES D'ANALYSES
DU LABORATOIRE MUNICIPAL

Réception des échantillons. — Quelles que soient leur provenance, leur nature et la qualité du déposant (Services administratifs ou particuliers), tous les échantillons sont transmis au bureau de réception et immédiatement inscrits sur des registres spéciaux; l'employé chargé de la réception leur donne un numéro d'ordre qui est porté, ainsi que la nature de l'échantillon, sur l'étiquette attachée à celui-ci et qui l'accompagne dans les services. Cette étiquette ne doit indiquer ni le nom ni l'adresse du déposant, de telle sorte que les services d'exécution ignorent l'un et l'autre et travaillent en dehors de toute influence.

Les échantillons provenant des Services administratifs parviennent au Laboratoire par les soins de ces Services; ceux qui résultent des prélèvements effectués pour la répression des fraudes ne portent qu'un numéro d'ordre.

Les dépôts d'échantillons effectués par le public pour analyses gratuites sont reçus, soit au guichet du Laboratoire, soit dans les postes extérieurs, soit encore dans les postes de police. Lorsqu'il s'agit d'essais rapides gratuits, l'indication doit en être fournie au moment du dépôt. Il n'est demandé au déposant ni le nom ni l'adresse du vendeur de l'échantillon déposé. En outre, dans le cas de dépôts d'essais rapides, l'intéressé n'est tenu d'indiquer ni son nom ni son adresse.

Les dépôts d'analyses payantes complètes ne peuvent être faits qu'au Laboratoire même, soit que les intéressés les y apportent soit qu'ils les y envoient par colis postal. L'analyse n'en est commencée qu'après production d'un reçu délivré par le caissier de la Préfecture de police, indiquant que le montant des frais de l'analyse a été réglé.

Pour les échantillons envoyés par la poste, ce paiement peut s'effectuer par envoi d'un mandat-poste au nom du Caissier de la Préfecture de police.

Lorsqu'il s'agit d'analyses spéciales, celles-ci ne sont reçues définitivement qu'après que l'intéressé a fourni au Directeur (1) ou à son remplaçant les indications relatives aux recherches qu'il désire, que celles-ci ont été jugées possibles et que le prix en a été fixé par le Directeur, pour celles qui ne figurent pas au tarif.

Les essais payants sont reçus au Laboratoire et dans les postes extérieurs; leur demande doit être accompagnée d'un mandat ou d'un bon de poste au nom du Caissier de la Préfecture de police et contre la remise duquel il est délivré, par l'employé préposé aux dépôts, un reçu détaché d'un carnet à souche.

EXÉCUTION DES ANALYSES

Au fur et à mesure de leur réception, les échantillons sont distribués par le chef des travaux analytiques aux diverses *Sections* entre les chimistes desquelles ils sont répartis.

Les délais d'exécution des analyses sont de une à trois heures pour la plupart des essais rapides (gratuits ou payants) et de huit à dix jours pour les analyses complètes.

Les essais rapides déposés dans les postes de police avant 11 heures du matin parviennent au Laboratoire à 2 heures et 1/2 de l'après-midi et peuvent être terminés le jour même.

Remise des résultats. — Comme il a déjà été dit ci-dessus, les résultats des essais rapides gratuits ne sont remis, en principe, que sous forme verbale ou par téléphone; néanmoins, à titre exceptionnel,

---

(1) Le Directeur reçoit les mercredis et samedis matin, de 10 heures à midi.

ils peuvent l'être par écrit, sur une feuille de papier ne portant aucun en-tête officiel et non signée qui peut être envoyée par la poste à l'intéressé, lorsque celui-ci a fourni, en même temps que sa demande d'essai, une enveloppe affranchie. Les conclusions des essais rapides sont formulées sous une forme restrictive telle que : Le produit déposé sous le n° X... paraît bon, mauvais ou suspect.

Les bulletins d'analyses gratuites sont délivrés au guichet du Laboratoire. Il en est de même de ceux des analyses payantes, mais ils peuvent être envoyés par la poste aux intéressés qui joignent à leur demande un timbre destiné à l'affranchissement de l'envoi.

INSTRUCTIONS PRATIQUES RÉSUMÉES

concernant les demandes d'analyses et d'essais.

————•|—— - —

ESSAIS RAPIDES GRATUITS (1)

LIEUX DE DÉPÔT
- Laboratoire municipal, 2, quai du Marché-Neuf.
- Postes extérieurs de quartiers.
  - Marché Secretan.
  - Boulevard de Grenelle, n° 90.
  - Gare de Bercy.
- Postes de police.

QUANTITÉS NÉCESSAIRES
- Eaux.......................... 1 litre.
- Laits .... 1/4 de litre.
- Laits de femme................. 10 à 20 gr. au minim.
- Vins.......................... 1/2 litre.
- Bières et autres boissons hygiéniques 1/2 litre.
- Matières grasses et beurres........ 100 à 200 grammes.
- Farines et produits divers......... 100 à 200 grammes.
- Épices et analogues.............. Quelques grammes.
- Urines : Totalité de l'émission en... 24 heures.

DÉLAIS
Quelques heures à partir du dépôt pour les échantillons déposés au Laboratoire ou dans les postes extérieurs ou à partir du moment de leur arrivée au Laboratoire pour les échantillons déposés dans les postes de police.

RÉSULTATS
Résultats qualitatifs fournis à titre de renseignement sans aucun caractère officiel sous forme restrictive donnée soit verbalement, soit téléphoniquement, exceptionnellement pouvant être envoyés par la poste, mais jamais signée ni sur papier à en-tête.

---

1) Les demandes d'essais rapides doivent autant que possible être formulées avec une certaine précision : le vin est-il mouillé ? paraît-il plâtré ? le lait semble-il mouillé ou écrémé ? etc., etc. Lorsque les demandes n'ont été accompagnées d'aucune précision de ce genre et que le Laboratoire aura répondu : produit paraissant bon, cela signifiera que le produit ne paraît pas avoir subi l'une des fraudes courantes. L'essai rapide peut toujours à la demande de l'intéressé être complété par une analyse complète gratuite ou payante.

ANALYSES COMPLÈTES GRATUITES

LIEUX DE DÉPÔT
- Laboratoire municipal, 2, quai du Marché-Neuf.
- Postes extérieurs de quartier.
  - Marché Secretan.
  - Boulevard de Grenelle, n° 90.
  - Gare de Bercy.
- Postes de police.

QUANTITÉS NÉCESSAIRES
- Eaux......................... 1 à 2 litres.
- Laits......................... 1/2 litre.
- Laits de femme.................. 20 à 40 grammes.
- Bières et autres boissons hygiéniques. 1 litre.
- Matières grasses et beurres........ 200 à 400 grammes.
- Farines et produits divers.......... 200 à 400 grammes.
- Epices et analogues............... 50 grammes.
- Urines : Totalité de l'émission en... 24 heures.

DÉLAIS   7 à 8 jours après le dépôt de l'échantillon.

RÉSULTATS   Résultats qualitatifs donnés sous forme de conclusion précise portée sur bulletin à en-tête du Laboratoire et signée.

ESSAIS PAYANTS (1)

LIEUX DE DÉPÔT
- Laboratoire municipal, 2, quai du Marché-Neuf.
- Postes extérieurs.

QUANTITÉS NÉCESSAIRES
- Eaux......................... 1 à 2 litres.
- Laits......................... 1/2 litre.
- Vins .... 1 litre.
- Bières et autres boissons hygiéniques 1 litre.
- Matières grasses et beurres........ 200 à 400 grammes.
- Farines et produits divers.......... 200 à 400 grammes.
- Épices et analogues............... 50 grammes.
- Urines : Totalité de l'émission en... 24 heures.

DÉLAIS   Quelques heures après le dépôt.

PAIEMENTS   En espèces à la caisse de la Préfecture de police ou sous forme de mandat-poste au nom du caissier de la Préfecture de police et déposés en même temps que l'échantillon ; reçu détaché d'un carnet à souche par l'employé préposé à la réception des échantillons.

(1) Voir le tarif page 53.

RÉSULTATS { Résultats quantitatifs, sans conclusions, sur bulletins officiels signés. Ces bulletins sont retirés par les intéressés à l'endroit où ils ont effectué les dépôts ou transmis par la poste (timbre-poste fourni par l'intéressé).

ANALYSES COMPLÈTES PAYANTES (1)

LIEU DE DÉPÔT | Laboratoire municipal, 2, quai du Marché-Neuf.

QUANTITÉS NÉCESSAIRES
- Eaux......................... 1 à 2 litres.
- Laits......................... 1/2 litre.
- Laits de femme................. 20 à 40 grammes.
- Vins......................... 1 litre.
- Bières et autres boissons hygiéniques. 1 litre.
- Matières grasses et beurres......... 200 à 400 grammes.
- Farines et produits divers.......... 200 à 400 grammes.
- Épices et analogues.............. 50 grammes.
- Urines : Totalité de l'émission en... 24 heures.

DÉLAIS | Sauf cas spéciaux 7 à 8 jours après le dépôt.

PAIEMENT { D'avance à la caisse de la Préfecture de police au moment du dépôt de l'échantillon par versement direct ou par mandat au nom du caissier de la Préfecture,

RÉSULTATS (2) { Résultats quantitatifs sans conclusions, indiquant le détail des résultats analytiques, sur bulletins officiels signés. Ceux-ci peuvent être retirés au guichet du Laboratoire ou envoyés aux intéressés moyennant le dépôt d'un timbre pour l'affranchissement.

---

(1) Voir le tarif pages 50, 51 et 52.

(2) Pour les analyses complètes gratuites ou payantes et les essais payants, les renseignements complémentaires sont toujours donnés verbalement et *gratuitement* aux personnes qui les demandent.

TARIF DES ANALYSES

du Laboratoire municipal de la Ville de Paris.

Air des appartements infestés. Dosage de l'acide
    carbonique et de l'oxyde de carbone.......... 3o fr.

Alcools dénaturés............................. 3o »

  — et spiritueux......................... 3o »

Aciers, fers, fontes, analyse complète............ 70 »

        — un seul dosage............. 15 »

Argiles, kaolins, silicates.................... 3o »

Beurre et saindoux.......................... 3o »

Bière..................................... 20 »

Cacao, chocolat............................ 3o »

Café...................................... 25 »

Calcaires, ciments, chaux.................... 3o »

Carbure de calcium......................... 4o »

Chicorée.................................. 20 »

Cidre.................................... 20 »

Cire..................................... 3o »

Colorants pour sirops, confitures, etc............ 20 »

Combustibles (houille, charbon)................ 3o »

Conserves diverses.......................... 3o »

Eau, analyse chimique...................... 3o »

Eau minérale, dosage de l'élément principal...... 4o »

    — analyse complète................ 1000 »

Engrais, analyse complète.................... 20 »

  — un seul dosage.................... 5 »

Essai d'appareils de filtration.................. 60 »

  — photométrique..................... 20 »

  — calorimétrique..................... 20 »

Explosifs (poudre, dynamite, fulminate, etc.)..... 100 »

  — détermination de la puissance explosive.. 100 »

Farine................................... 25 »

Feldspaths................................ 3o »

Gaz comprimés (oxygène, azote, acide carbonique).	4o	fr.
Goudrons.	5o	»
Huiles de graissage	3o	»
— comestibles.	3o	»
Hypochlorites, alcalins, pouvoir décolorant	1o	»
— analyse complète.	20	»
Lait	20	»
Liqueurs.	3o	»
Métaux, alliages, un seul dosage.	15	»
— analyse complète.	5o	»
Minerais, un seul dosage.	20	»
— analyse complète.	6o	»
Pains et pâtes alimentaires	20	»
Papiers, jouets, sucreries (examen de la couleur). . .	1o	»
Parfumerie, teintures pour cheveux.	3o	»
Peintures industrielles.	3o	»
Pétrole, point d'inflammabilité.	5	»
— analyse complète.	5o	»
Poterie d'étain, dosage de l'étain	1o	»
— analyse complète.	3o	»
Phosphates naturels (acide phosphorique)	1o	»
— analyse complète.	4o	»
Produits pharmaceutiques. . . . . de 20 à 4o	»
Pyrites de fer, dosage du soufre.	1o	»
— analyse complète.	4o	»
Quinquinas, analyse complète.	4o	»
— dosage de la quinine.	20	»
Savons, dosage des acides gras.	1o	»
— analyse complète.	25	»
Sels de soude, alcalinité.	5	»
— analyse complète.	20	»
Sels de cuisine.	3o	»
Sertissage des boîtes de conserves.	1o	»
Sirops et confitures.	3o	»
Soudures des boîtes de conserves.	1o	»
Sucre, glucose, miel.	20	»
Sulfate de baryte naturel, dosage de la baryte.	1o	»
— — — analyse complète.	3o	»

Terres, un seul dosage......................	5	fr.
— analyse complète.....................	3o	»
Textiles, papiers...........................	3o	»
Thé, poivre...............................	3o	»
— avec dosage des alcaloïdes...........	4o	»
Tourteaux.................................	3o	»
Viandes, volailles, poissons.................	20	»
Vin, analyse complète......................	20	»
— dosage d'un élément....................	5	»
— recherche de la coloration.......	1o	»
Vinaigre, analyse complète..................	20	»

NOTA. — Les recherches ou dosages non prévus par le présent tarif seront réglés, après entente avec le déposant.

Les échantillons doivent être déposés au Laboratoire, tous les jours sauf les dimanches et jours fériés, de 10 heures à 3 h. 1/2 ou être adressés franco de port et d'octroi au Laboratoire municipal, Préfecture de police, quai du Marché-Neuf, Paris.

Pour les analyses supérieures à 10 francs, un droit de timbre de 0 fr. 25 est exigible (ajouter 0 fr. 10, 0 fr.25 pour l'étranger pour recevoir franco les résultats d'analyses).

Les analyses sont payables d'avance et les mandats-poste doivent être adressés à l'ordre du caissier de la Préfecture de police.

TARIF DES PRINCIPAUX ESSAIS PAYANTS

PRODUITS	DÉTERMINATIONS EFFECTUÉES	PRIX
Alcools et spiritueux.	Degré alcoolique par distillation. Couleur. Essai Savalle. Ethers.	10 francs.
Antiseptiques..	Recherche qualitative des antiseptiques suivants : Acide borique. Acide fluorhydrique. Acide salicylique.	5 francs.
Beurres.......	Humidité. Indice de saponification. Acide soluble dans l'eau. Acide insoluble dans l'eau.	12 francs.
Eaux.........	Degré hydrotimétrique total. Matières organiques. Ammoniaque. Chlorures en chlorure de sodium. Recherche du bacille colicommunis.	10 francs.
Farines poivres, etc.	Examen microscopique.	5 francs.
Laits........	Extrait à 100° Beurre en poids par la méthode Adam. Extrait dégraissé.	6 francs.
Vins...	Degré alcoolique par distillation. Extrait à 100° Sulfate de potasse : plus ou moins de 2 gr. Acidité fixe en acide sulfurique. Acidité volatile en acide sulfurique. Acide salicylique.	8 francs.

La durée des essais payants ne dépassera pas 24 heures (dimanches et jours fériés non compris).

PROGRAMME DES CONCOURS

DU LABORATOIRE MUNICIPAL

Chef des Travaux analytiques.

Concours sur titres et travaux personnels publiés.

Pourront prendre part à ce concours :

Le Sous-Chef, les Chimistes principaux et les Chimistes contrôleurs.

Sous-Chef.

Concours sur titres et états de service.

Pourront prendre part au concours :

Les Chimistes principaux et Chimistes contrôleurs.

Chimistes principaux.

Pourront prendre part au concours les Chimistes analystes du Laboratoire municipal de Chimie.

Le concours comportera un examen des titres et travaux publiés, des épreuves écrites, orales et pratiques.

Épreuves écrites. — Question de chimie pure (minérale et organique) ; question d'analyse minérale, organique et appliquée aux matières alimentaires ; établissement d'un rapport d'expertise sur documents fournis.

Épreuves pratiques. — Une analyse qualitative (minérale ou organique) ; une analyse quantitative (minérale ou organique) ; une analyse de matière alimentaire ; une détermination physique et son explication.

Épreuves orales. — Portant sur la discussion des méthodes employées et des résultats obtenus au cours de l'épreuve pratique.

Chaque épreuve sera cotée de o à 20.

L'épreuve écrite sera éliminatoire pour les candidats n'ayant pas obtenu la note 13.

Chimistes contrôleurs.

Les candidats devront satisfaire aux conditions prévues à l'article 2 de l'arrêté du 19 janvier 1912 et subir les épreuves du concours défini à l'article 3 du même arrêté, reproduit ci-dessous :

EXTRAIT DE L'ARRÊTÉ DU 19 JANVIER 1912

Art. 2

Les candidats devront réunir les conditions suivantes :

« 1° Être âgés de moins de 30 ans ;

« 2° Avoir satisfait à la loi militaire ;

« 3° Être pourvus : soit du diplôme d'études de l'École de Physique et de Chimie industrielles de la Ville de Paris, soit du diplôme de licencié ès sciences comportant les deux certificats d'études supérieures de chimie générale et de physique générale.

« Les chimistes et préparateurs en fonctions au Laboratoire Municipal, pourvus seulement des certificats de chimie générale et de physique générale pourront exceptionnellement prendre part au concours. En même temps qu'ils déposeront à la Direction du Personnel une demande d'inscription, rédigée sur papier timbré, les candidats devront produire les pièces suivantes :

« 1° Extrait authentique sur timbre de l'acte de naissance ;

« 2° Pièces établissant leur situation militaire ;

« 3° Vingt-cinq centimes en timbres-poste (coût de l'extrait du casier judiciaire qui sera demandé directement par l'Administration par application de la loi du 5 août 1899) ;

« 4° Diplôme de l'École de Physique et de Chimie industrielles de la Ville de Paris ou certificat d'études supérieures de Physique et de Chimie générales ;

« 5° Travaux qu'ils auraient publiés.

« Les candidats devront être examinés par le Médecin en chef de la Police Municipale et reconnus physiquement aptes à remplir l'emploi dont il s'agit. »

Art. 3

« Le concours auquel seront appelés les candidats dont la demande aura été agréée par le Préfet de Police, comprendra :

« 1° Une épreuve écrite portant sur des questions de chimie générale (minérale ou organique) et de chimie analytique (minérale, organique, qualitative et quantitative).

« Cette épreuve sera éliminatoire ;

« 2° Une épreuve pratique portant sur l'analyse minérale et organique, l'analyse des matières alimentaires et les déterminations physico-chimiques.

« Au cours de cette épreuve des questions orales seront posées aux candidats.

« Elles seront relatives aux opérations qu'ils effectueront à l'occasion de l'épreuve pratique.

« Les candidats admis au concours pourront être nommés, au prorata des places vacantes, stagiaires au traitement annuel de 3.500 francs.

« Après une année d'exercice, ils pourront, si leurs services ont été satisfaisants, être titularisés et recevoir un traitement de 4.500 francs. »

Chimistes analystes.

Les candidats devront réunir les conditions suivantes :

1° Être Français ;

2° Être âgés de 21 ans au moins et de 30 ans au plus ;

3° Avoir satisfait à la loi militaire ;

4° Être pourvus de l'un des titres ou diplômes suivants :

Licence ès Sciences (comportant le certificat de chimie générale), pharmacien de 1ʳᵉ classe ou être ancien élève diplômé de l'une des écoles désignées ci-dessous :

École de Physique et de Chimie de la Ville de Paris.

École Centrale.

Institut Agronomique.

Instituts de Chimie du ressort des Facultés de l'État.

Les candidats, dont la demande aura été agréée par le Préfet de Police, devront être examinés par le Médecin en Chef de la Police municipale et être physiquement aptes à remplir l'emploi dont il s'agit.

En même temps qu'ils déposeront à la Préfecture de Police (Direction du Personnel) une demande d'inscription, rédigée sur papier timbré, ils devront produire les pièces suivantes :

1° Extrait authentique sur timbre de l'acte de naissance ;

2° Pièces militaires : livret militaire et certificat de bonne conduite, ou certificat d'exemption.

Les candidats admis seront nommés stagiaires pendant un an, au prorata des places disponibles.

Le concours comportera :

1° *Épreuve écrite*. — a) Question de chimie pure (minérale ou organique) ;

b) Une question relative à la technologie des matières alimentaires et aux fraudes qu'on fait subir le plus souvent à ces dernières

2° *Épreuve pratique*. — a) Une analyse qualitative (minérale ou organique) ;

b) Une analyse quantitative (minérale ou organique) ;

c) Une détermination physique ;

d) Une analyse de matière alimentaire ;

e) Un examen microscopique.

3° *Épreuve orale*, portant sur la discussion des méthodes employées et des résultats obtenus au cours de l'épreuve pratique, ainsi que sur l'explication de la détermination physique effectuée et sur le fonctionnement et le réglage de l'appareil employé.

Chaque épreuve sera cotée de 0 à 20.

L'épreuve écrite sera éliminatoire pour les candidats n'ayant pas obtenu la note 13 au minimum.

Préparateurs.

Les préparateurs sont choisis par le Directeur du laboratoire sur une liste présentée par M. le Directeur de l'École municipale de Physique et de Chimie où ils devront avoir accompli leurs trois années d'études. Ils sont nommés pour une année seulement.

A défaut de candidats proposés par M. le Directeur de l'École de Physique et de Chimie, les préparateurs pourront être choisis parmi les élèves sortant de l'École de Chimie appliquée ou de l'Institut Agronomique.

Les préparateurs en fonction, et à la condition qu'ils donnent toute satisfaction, pourront être proposés par le Directeur du laboratoire pour une nouvelle période d'une année.

Aides de laboratoire.

La nomination des aides de laboratoire est soumise aux mêmes conditions générales que les chimistes analystes.

Aucun titre n'est exigé des candidats; il suffit d'être admis à subir l'examen par le Directeur du laboratoire après appréciation du degré d'instruction.

L'examen comprend:

1° *Épreuve écrite*. — a) Question sur les notions tout à fait élémentaires de chimie;

b) Problème d'arithmétique;

2° *Épreuve pratique*. — Exécution de l'une des déterminations prévues au programme;

3° *Épreuve orale*. — Questions simples sur l'essai des matières alimentaires.

Mécanicien.

Le mécanicien du laboratoire devra posséder les brevets ou certificats établissant ses capacités, et devra, en outre, subir une épreuve pratique aux ateliers des sapeurs-pompiers, et remplir les mêmes conditions générales que les aides de laboratoire.

Garçons de laboratoire.

Les garçons de laboratoire seront recrutés parmi les garçons de laboratoire des Facultés, des Écoles, etc., ou parmi les candidats ayant exercé de semblables fonctions dans une pharmacie pendant le délai d'une année au minimum.

Ils sont proposés par le Directeur du laboratoire, et sont soumis aux mêmes conditions générales d'admission que les aides de laboratoire.

Chimistes affectés au service des explosifs.

Conditions d'admission. — Le Directeur du laboratoire et le Chef des travaux analytiques font partie de droit du Service des explosifs. Pour les autres, le recrutement se fait parmi les Sous-Chefs, Chimistes principaux, Chimistes contrôleurs, Chimistes analystes après concours comportant :

1° Examen des titres (éliminatoire) ;

2° Épreuve orale portant sur les explosifs (propriétés générales, préparation, propriétés particulières, usages, mode d'emploi) ;

3° Une épreuve pratique comprenant une analyse d'explosif et un amorçage d'un explosif donné pour un but déterminé.

Le jury sera composé du Directeur du Laboratoire municipal, du Directeur du Laboratoire central des Poudres et Salpêtres et d'un Officier du Service technique du Génie.

Pour les postes de Chef des travaux analytiques, Sous-Chef, Chimistes principaux, Chimistes aux explosifs, le recrutement normal s'effectue ainsi qu'il a été dit ci-dessus, parmi le personnel en fonction du laboratoire.

Néanmoins, dans le cas où un concours aurait donné des résultats négatifs, par suite de l'insuffisance des candidats, il serait procédé à un nouveau concours auquel seraient admis des candidats étrangers au Laboratoire municipal et pourvus d'un des *grades* ou *diplômes* énoncés plus haut.

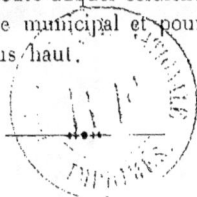

TABLE DES MATIÈRES

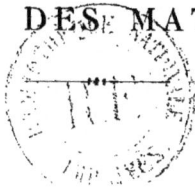

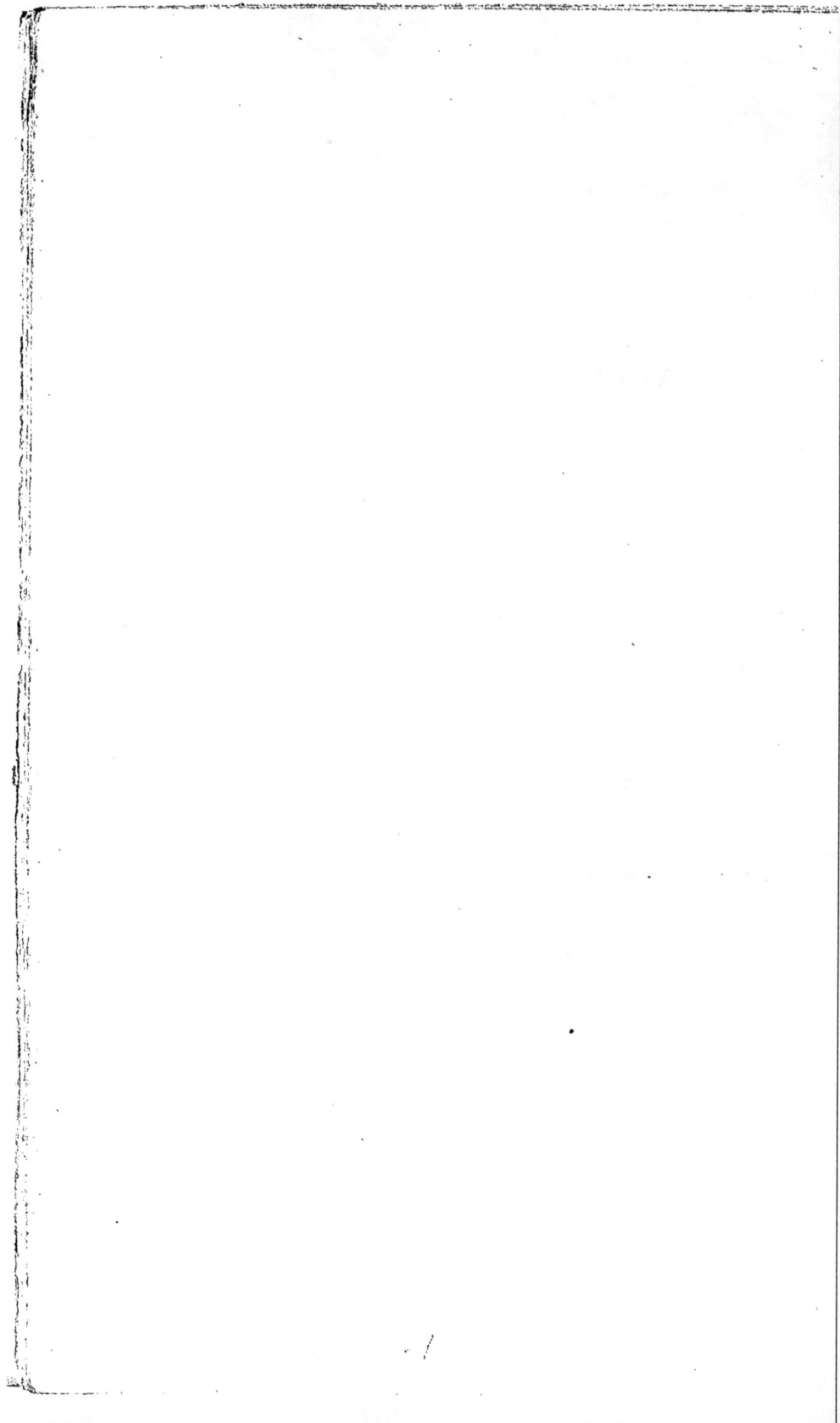

MELUN. IMPRIMERIE ADMINISTRATIVE. — P P 250 *H*

www.ingramcontent.com/pod-product-compliance
Lightning Source LLC
Chambersburg PA
CBHW070815210326
41520CB00011B/1965